AF298310

PLAN

D'UN COURS D'INSTITUTIONS

DE MÉDECINE PRATIQUE,

SUR

LES MALADIES LES PLUS FRÉQUENTES

CHEZ LES GENS DE GUERRE,

CLASSÉES PAR FAMILLES;

PRÉCÉDÉ

D'UN DISCOURS

SUR LA MÉDECINE MORALE,

Lu à la Séance publique du 9 Vendemiaire, an VI, de la Société libre des Sciences, Lettres et Arts de Paris;

Par le citoyen N. P. GILBERT, Médecin en chef d'Armée, et de l'Hôpital militaire d'Instruction de Paris, Membre de la Société de Médecine, et de celle des Sciences, Lettres et Arts de Paris.

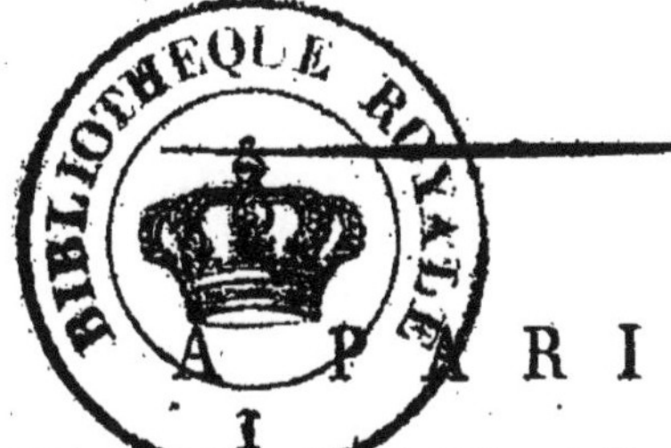

A PARIS;

Chez CROULLEBOIS, Libraire de la Société de Médecine.

Rue des Mathurins, division des Thermes, n°. 398, au coin de celle des Maçons.

AN VI DE LA RÉPUBLIQUE FRANÇAISE.

DISCOURS

SUR LA MÉDECINE MORALE.

LA Médecine est l'art d'imiter la nature dans ses procédés conservateurs et réparateurs. Son histoire ne connoît à proprement parler que deux époques ; le siècle d'*Hypocrate* et le nôtre. Son enfance remonte nécessairement à celle du monde ; le premier médecin fut le premier homme sensible qui s'approcha de l'homme souffrant , partagea sa peine , fixa sa confiance , calma ses inquiétudes , fit naître dans son ame le charme de l'espérance , et rendit ainsi à la nature la liberté d'exciter, de développer ses mouvemens salutaires et d'opérer la guérison. Quelques remèdes simples indiqués par l'analogie , furent le complément de cette médecine bienfaisante. Elle fut heureuse , tant qu'elle ne prit pour guides que l'observation et l'expérience ; mais bientôt livrée à l'enthousiasme des sectes , entraînée par le torrent des opinions nouvelles , elle se laissa diriger tour à tour par les écarts de l'imagination , la routine des préjugés et la dépravation des mœurs. Le fanatisme médical eut aussi ses zélateurs , ses martyrs , et ses dupes ; et l'humanité , toujours séduite par l'amour de la vie , ou frappée de la crainte de la mort , paya de siècle en siècle à la cupidité le tribut de la foiblesse.

Les lumières et l'influence puissante de l'esprit philosophique sur les sciences et les arts , ont enfin anéanti ces funestes préjugés ; la révolution médicale a précédé en France la révolution politique ; l'observation a pris la place du système ; l'analogie , soumise aux lois d'une doctrine sévère , a succédé aux brillantes hypothèses de l'école ; des inductions méthodiques et sages sont substituées aux théories conjecturales. La pratique médicale actuelle, dictée par la prudence, est soutenue par la raison, et plus souvent avouée par le succès. L'homme moral n'est plus séparé de l'homme physique; la nature est consultée, ses lois sont respectées, son pouvoir est mieux connu. L'étude de l'art de guérir, sans s'occuper aujourd'hui de la nature des liens qui unissent les facultés vitales aux intellectuelles, se contente d'observer l'intimité, l'activité de leur correspondance, la réciprocité de leurs actions, la rapidité de la communication de leurs mouvemens; mais, il faut le déclarer, ceux-là seroient dans une grande erreur, qui penseroient que la médecine, en arrivant à cette heureuse simplicité, est devenue plus aisée dans son étude et son exercice; elle ne demande au contraire que plus d'application et de travail, unis à d'heureuses dispositions naturelles; elle nécessite avec une profonde sensibilité dans l'homme qui s'y livre, la promptitude et la finesse de l'esprit, la sagesse du jugement, une mémoire fidelle, des connoissances étendues, une probité scrupuleuse, une discrétion à toute épreuve, et surtout le grand art de saisir avec adresse, et d'employer avec rapidité l'occasion si souvent fugitive. Le plus sûr moyen d'atteindre ce but est de ne jamais séparer la considération de l'individu moral de celle de l'individu physique.

J'examinerai donc ici cette double action si intéressante des affections de l'ame sur les fonctions organiques, et des organes sur les fonctions intellectuelles. Je m'attacherai surtout à rechercher quels secours l'homme malade peut et doit attendre du médecin qui a su faire entrer l'étude du cœur humain dans le plan de son instruction médicale.

Mais il est un art plus important à l'humanité que celui de guérir, c'est l'art de préserver, comme en législation l'art de prévenir le crime, est plus utile au corps social, que l'art si facile de le punir ; j'essayerai de prouver que dans l'état où se trouve aujourd'hui l'homme en société, état malheureux et tel que le désordre de ses mœurs tend à empoisonner de plus en plus sa vie, la médecine morale a besoin du secours des lois pour arrêter le cours de cettte désorganisation funeste.

Trois questions se sont offertes à ma pensée dans le sujet que j'ébauche. Les affections de l'ame agissent-elles sur l'économie animale ? comment agissent-elles ? quéls moyens offre une médecine sage et éclairée, de faire servir les affections de l'ame à la guérison des maux physiques ?

Si les bornes que je me suis prescrites dans ce travail me le permettoient, il seroit convenable de le commencer par l'examen de l'influence perpétuelle de l'homme physique sur l'homme moral, influence tellement énergique, que si l'on pouvoit trouver quelques moyens de rendre les hommes meilleurs, plus ingénieux et plus sages, ce seroit de la médecine qu'il faudroit les attendre. J'examinerois par quels rapports des fonctions organiques avec les fonctions du principe intellectuel, les périodes de la vie se succèdent, comment les âges se correspondent, par quels points la vieillesse touche en quelque sorte l'enfance. On verroit le développement de la pensée suivre pas à pas celui des organes, l'esprit acquérir de la force avec le corps, et lorsqu'une imagination précoce réagit avec trop de puissance sur une constitution physique peu affermie, des désordres de toute espèce se produire par le défaut d'équilibre entre les deux systêmes ; mais ces vérités sont tellement connues qu'il n'appartient aujourd'hui de les révoquer en doute qu'à l'homme stupide ou qu'au fanatique insensé. De ces principes découlent des résultats importans ; le médecin qui ne les a pas continuellement devant les yeux, court risque de s'égarer à chaque pas.

Les affections de l'ame agissent-elles sur l'économie animale ? L'expérience de tous les siècles a prononcé l'affirmative. Si le corps, par ses maladies, a le droit d'affliger l'ame, dit l'ingénieux *Fontenelle*, l'ame à son tour n'exerce pas de moindres droits sur le corps. La douleur et la joie, l'espérance et la crainte, la colère et la pitié, l'amour et la jalousie, toutes les affections vives offrent des exemples frappans de leur action puissante et rapide sur l'organisation physique.

Diagoras voyant revenir ses trois fils vainqueurs aux jeux olympiques, meurt de joie sur la place publique, au milieu des acclamations du peuple, qui félicite un si heureux père.

Une femme fort avare étoit tombée en léthargie, un Médecin s'avisa de lui mettre dans la main des écus neufs; à leur contact, elle commença à reprendre connoissance.

Les victimes de la colère, de l'ambition, de la jalousie, de l'amour malheureux, sont sans nombre; mais de tous les exemples de l'influence des passions sur le principe vital, le plus frappant peut-être est celui que je vais citer.

Une femme jeune et belle, née à Londres, unissoit à l'art de plaire, l'esprit et les talens; elle avoit surtout un courage au-dessus de son sexe. Sur le point d'être répudiée pour un oubli momentané de ses devoirs, elle préféra la mort à ce cruel abandon. Le remords et la douleur né tardèrent pas à la conduire aux portes du tombeau. Son époux averti de cet état en fut alarmé, il déchira l'acte de répudiation. Caliste ranimée par l'espoir de recouvrer sa tendresse, vit bientôt renaître avec sa santé, sa fraîcheur et ses charmes, mais son époux lui ayant fait déclarer quelque temps après qu'il ne la reverroit jamais, et qu'il devoit lui suffire de n'avoir point été répudiée, par la loi , *Caliste* ne répondit à cette déclaration que par ces mots, *il faut donc que je meure*. A l'instant elle pâlit , ses forces l'abandonnèrent , son pouls s'affoiblit , s'anéantit bientôt , elle mourut une demi-heure après avoir reçu cette funeste nouvelle.

La seconde question mérite quelques détails. Comment les affections de l'ame agissent-elles sur l'organisation physique ? Quel est leur caractère distinctif ? Quels sont les phénomènes qu'elles présentent dans leur action ?

On ne peut répondre à ces questions sans s'être fait une juste idée de l'homme vivant et animé. Vous ne vous peindrez point l'homme vivant et animé, si vous ne le considérez dans le cours de sa vie , sous l'influence simultanée et des forces physiques, auxquelles rien de matériel ne peut échapper, et des forces vitales qui organisent la matière et constituent l'individu vivant , et des forces mentales qui produisent les sensations , les idées , les affections , le sentiment, la volonté , toutes les fonctions intellectuelles. C'est la considération de ces forces séparées , lorsqu'elles ne doivent jamais l'être , c'est leur application isolée aux divers états de santé et de maladie qui a donné naissance à tous ces systêmes *physiologiques* et *pathologiques* qu'on a vu naître , s'élever , se combattre , et tomber tous dans l'oubli , en retardant toujours les progrès de la médecine d'observation.

L'action et le concours de ces trois forces , une fois établis en principe , il est facile d'observer que le *plaisir* et la *douleur* sont les affections élémentaires , que toutes les autres en émanent, que c'est au *plaisir* et à la *douleur* qu'il faut rapporter l'origine de toutes les passions , qui ne sont autres choses que des affections ardentes de l'ame.

Examinons maintenant l'impression physique et morale , produite sur l'économie animale par les affections élémentaires.

L'effet moral du plaisir produit le désir d'en rete-
nir, d'en conserver l'objet ; l'amour, l'amitié, la
compassion, la bienfaisance, toutes les affections
douces et tendres paroissent en découler comme de
leur source naturelle.

L'état physique du plaisir est d'exciter dans l'organe qui en jouit, une expansion de ses fibres,
par laquelle il semble multiplier les points de con-
tacts sur lesquels se porte la douce sensation qu'il
éprouve. Les liqueurs se portent avec rapidité du
centre à la circonférence, les organes les plus éloignés sont vivifiés, tous les traits du visage expriment par leur développement l'heureux état de
l'individu ; leurs proportions, leur union, leur
accord, peignent la douce harmonie des pensées
et le calme de l'intérieur. Heureux les mortels que
le ciel a constitués pour jouir habituellement de ces
affections douces ; leur organisation est parfaite
autant que le comporte la nature de l'homme. Si
les agens destructeurs qui les environnent exposent
leur santé à quelques altérations, elles sont moins
graves, la guérison de leurs maladies est plus facile,
leur convalescence plus prompte et plus sûre.

C'est donc vers cet état de joie modérée et
tranquille, vers cette paix de l'ame, que la médecine morale doit s'empresser de diriger les affections de l'homme malade et souffrant.

L'effet moral de la *douleur* est d'exciter l'aver-
sion pour l'objet qui la cause ; ce sentiment produit la volonté d'écarter, d'éloigner tout ce qui dé-
plaît ou répugne ; l'effet moral de la *douleur* est de
faire naître la haîne, l'envie, la tristesse, toutes
les affections pénibles.

L'effet physique de la *douleur* est de concentrer
l'action organique ; il se fait un refoulement des
humeurs de l'organe extérieur vers l'intérieur. Ces
rradiations vives, qui dans la jouissance du plaisir
animoient le visage des plus brillantes couleurs, font

place à une pâleur plus ou moins livide. C'est sur
les régions précordiales que se portent ces impres-
sions fatigantes, accablantes, que les malheureux
expriment avec tant de vérité, quand ils disent,
j'ai le cœur serré. Dans ce cruel état, la circulation languit, la fibre tombe du spasme dans l'atonie, les sécrétions se rallentissent, les liqueurs animales ne reçoivent plus l'élaboration qui leur est
nécessaire, les fonctions digestives ne s'exercent
plus qu'avec lenteur et peine. Un sommeil troublé,
inquiet, est moins un état de repos que le résultat
fatigant de l'épuisement des forces ; les engorgemens des viscères, les concrétions bilieuses, toutes
les maladies chroniques et désorganisatrices naissent
de cette disposition morale. Le chagrin, dit *Hypocrate*, dans son style aphoristique, est une épine
dans les entrailles qui les déchire. Vous, que l'homme
malade appelle à son secours, si son ame est frappée
par quelqu'affection triste et déprimante, gardez-vous
de tourmenter son corps par des remèdes dont la nature ne peut en ce moment aider l'action, et mettez à
profit cette sage maxime du père de la médecine : *si
vous ne soulagez pas, au moins ne nuisez pas.*

Que ne puis-je tracer ici les caractères physiques
des diverses passions ! on verroit comment la nature
ayant destiné l'homme à la société a voulu impri-
mer sur son front, dans ses yeux, dans ses mouvemens, les images de ses pensées et de ses affections, afin, dit naïvement le médecin *Lachambre*,
que s'il arrivoit que ses paroles vinssent à démentir
son cœur, son visage pût démentir ses paroles. En
effet, quelques secrets que soient les mouvemens de
l'ame, quelque soin qu'on prenne de les céler, il est
rare qu'on ne parvienne pas à les reconnoître sur
la physionomie, quand on possède le grand art de
la bien étudier, quand on veut l'observer avec la
patience, la constance qu'exige cette étude difficile. La série de ces travaux est connue sous le nom

d'art *pathognomique* ; il a ses principes, ses lois et sa méthode. Mais, il faut l'avouer, il y a loin des vérités que cet art enseigne, à la théorie conjecturale dont l'ingénieux *Lavater* a tracé les préceptes. Autant il est facile de reconnoître les passions à leurs caractères, si énergiquement tracés par le génie de *Buffon*, l'art de *Lebrun* et le talent de *Garrick*, autant il est difficile de concevoir avec *Lavater* comment la vie intellectuelle, dont le siège est dans le cerveau, vient se peindre dans les formes du front, comment le nez et les joues annoncent dans leurs linéamens la vie morale ; dont le siége est dans la poitrine, tandis que la vie animale, dont le siége est dans le bas-ventre, vient se dessiner dans les formes de la bouche et du menton ; comment l'esprit et la sottise, le génie et la stupidité, le vice et la vertu, tiennent aux formes du visage et à leurs proportions respectives.

De toutes les affections pénibles et douloureuses dont j'ai tracé le tableau général dans leurs effets sur l'économie animale, la plus cruelle, la plus insupportable, est celle qui est connue sous le nom d'*affection contrainte*. C'est cette situation accablante dans laquelle l'ame éprouve des agitations vives dont elle est forcée d'arrêter les développemens et d'étouffer la violence ; c'est cet état moral dans lequel l'homme de bien succombe sous les coups de l'homme pervers, et craint en même temps d'entraîner dans sa perte tous les êtres précieux et chers qui l'environnent. Saisi à la fois de fureur, de mépris et d'indignation, il faut qu'il renferme ces sentimens dont l'activité le tourmente, qu'il dévore sa peine, qu'il affecte une tranquillité qu'il ne peut goûter ; il n'ose pas même montrer sa douleur aux amis fidelles dans le sein desquels il a besoin de l'épancher. C'est à ce genre d'affections qu'il faut rapporter souvent la cause de ces accidens terribles qui étendent leurs ravages sur tous les organes d'un sexe délicat et sensible, de ces affections nerveuses de toute nature, de ces spasmes effrayans, de ces maladies bilieuses, aiguës ou chroniques, de ces fièvres malignes qui éteignent tout à coup le principe vital, de ces mélancolies profondes qui traînent à leur suite, ou l'affreux suicide, ou la situation plus affreuse peut-être encore de désirer chaque jour la mort sans pouvoir mourir.

Il me reste à examiner les moyens que peut offrir une médecine sage et éclairée de faire servir les affections de l'ame à la guérison des maladies.

L'ame de l'homme malade est agitée par les inquiétudes que fait naître le désir de prolonger la vie, et qu'inspire la crainte de la mort. Le premier soin de la médecine morale doit donc être de rassurer l'ame, de la flatter, de la remplir du doux baume de l'espérance. L'espérance est le meilleur des remèdes; sans elle la nature ne peut rien, elle peut tout avec l'espérance. C'est cette affection douce de l'ame qui engage à la patience le malade le plus tourmenté, qui flatte son imagination au milieu de ses douleurs. Combien de fois l'attente d'un événement ardemment désiré n'a-t-elle pas soulagé la vie et prolongé l'existence ? Réparateurs de la santé, soyez cependant circonspects dans vos promesses à cet égard, et souvenez-vous que si les effets alloient tromper un espoir, que vous auriez trop long-temps flatté, il vous seroit difficile de le faire renaître.

Mais en vain un médecin se flatteroit-il d'entretenir cette illusion bienfaisante au cœur de l'homme dont il n'auroit pas su fixer la confiance. L'espérance meurt aussitôt que la confiance s'altère. Qu'il mérite donc ce doux prix de ses efforts et de son zèle. Il l'obtiendra par le talent, la probité, la discrétion, la sensibilité, l'assiduité. Le meilleur médecin, dit *Celse*, est l'homme instruit qui quitte le moins son malade; tous autres moyens sont illusoires, ils feront peut-être des réputations éphémères, ils pourront servir à la fortune du médecin , ils ne serviront jamais à sa gloire. La différence de ces moyens est la pierre de touche qui sert à distinguer le vil charlatan, du citoyen qui sent la dignité de la profession qu'il exerce.

Il est donc bien important que le Médecin fixe la confiance , il doit à cet effet s'emparer de l'imagination de l'homme souffrant , mais il ne l'alarmera point , il se gardera sur-tout de l'allumer , en excitant dans le genre nerveux des mouvemens qui souvent propagés par la seule imitation , toujours renforcés , multipliés en raison de la sensibilité organique , pourroient faire renaître les scènes des trembleurs des *Cévennes* , des *Convulsionnaires* de Saint Médard, des crises de *Mesmer* , il la calmera par des discours tendres et consolans , il persuadera le malade que sa guérison n'a besoin que d'une condescendance raisonnée , il ne lui présentera jamais ce visage inquiet , cet air méditatif , ce ton d'incertitude qui plongent le poignard au cœur de l'homme que sa propre situation ne tourmente déjà que trop , il répondra avec complaisance à toutes ses questions , saura mettre ses raisonnemens à sa portée , et se souviendra de cette belle leçon de *Boerhaave.* « Lors- » qu'un malade , disoit-il , m'interroge , je tâche de » trouver aussitôt , sur les accidens qu'il éprouve , » des explications simples et qui puissent être satis- » faisantes pour lui , bien que souvent j'éprouve » beaucoup de difficultés à m'en rendre compte à » moi-même ».

La recherche des causes morales qui ont excité et qui entretiennent le désordre actuel des fonctions organiques , doit être faite avec la plus scrupuleuse attention. Il faut que le Médecin devine , étudie , reconnoisse l'affection de l'ame à travers les efforts que fait souvent le malade pour la celer. Il faut qu'il en démêle l'origine , qu'il en suive les progrès , qu'il en assigne le caractère spécial. Une sensibilité délicate , autant qu'active , doit le guider dans cette route difficile. Rien ne doit lui échapper de ce qui inspire au malade un intérêt plus ou moins vif, de ce qui fixe son attention ou attache sa pensée. Le Médecin engage une conversation , dont les résultats doivent l'éclairer , il en fait tomber et sans affectation, le sujet sur des objets indifférens en apparence , puis sur les intérêts du malade dans sa vie publique ou privée , sur le commerce , la fortune , les emplois, la religion, la patrie, la famille. Pendant cet entretien , il porte de temps en temps sur le malade le coup-d'œil rapide et pénétrant de l'observateur éclairé. Rien ne sauroit lui être étranger dans l'individu avec lequel il doit, pour ainsi dire, s'identifier pour le mieux connoître. Regards , mouvemens , gestes , inquiétudes , désirs, joie ou tristesse, plaisir ou douleur , espérance ou découragement , il doit tout voir , tout sentir , tout prévoir.

L'exploration fréquente du pouls , et à divers intervalles viendra ensuite confirmer ses jugemens, assurera son diagnostic. Tous les Médecins connoissent depuis *Erasistrate* le pouls des amans, ce pouls qui , languissant et foible dans l'absence ou la privation de l'objet aimé , tout-à-coup se ranime, se vivifie, précipite ses mouvemens lorsqu'on parle de cet objet chéri, ou lorsqu'il vient à paroître.

Les passions impriment au pouls des modifications particulières , il est élevé, plein, vif dans la colère ; et si cette passion s'exalte jusqu'à la fureur, il devient dur et se concentre. Dans la joie , il est plein, égal et fort; précipité dans l'inquiétude ; mou , petit, et lent , souvent inégal dans la tristesse ; tantôt vîte et développé dans la douleur aiguë , tantôt serré et vibratile dans la douleur profonde.

Ce n'est point dans les matières médicales qu'il faut chercher des secours, lorsque les affections de l'ame ont troublé l'action naturelle des organes. *Sanctorius* a donné à cet égard un précepte invariable. Changez, si vous le pouvez , l'affection morale dominante ; substituez lui en une nouvelle , ne fut-ce que pour quelques instans, les ames sensibles se laissent toujours prendre à ce piége innocent , et l'impression nouvelle qui se communique au système physique , est toujours suivie d'effets avantageux. Ainsi opposez à la mélancolie l'amour de la gloire , ou l'intérêt de la réputation. Frappez la colère par la crainte , ou désarmez-la par la pitié , flattez l'amour malheureux , l'ambition inquiète , l'avarice cupide , de la possession prochaine de l'objet desiré , adoucissez la douleur par les images vives d'une douleur étrangère ; mais il est un art d'employer convenablement cette médecine morale. Si vous frappez trop vivement une imagination ardente , si vous contrariez sans ménagement une humeur taciturne et sombre , si au lieu d'une transition douce et progressive , vous mettez en usage des mouvemens trop brusques ou trop prompts ; vous effrayez , vous irritez l'homme souffrant , vous lui rendez votre présence importune , vous avez perdu sa confiance, laissez à un autre plus heureux ou plus discret le soin d'achever l'ouvrage que vous avez commencé.

Gardez-vous sur-tout de présenter tout à coup à une ame plongée dans la douleur, le sentiment trop vif d'une consolation même réelle. Tout passage précipité d'une affection à une autre, d'un état de l'Économie animale à un nouvel état, est dangereux et souvent funeste , une triste expérience nous apprend que nos foibles organes ne le peuvent supporter. Cette femme Lacédémonienne à laquelle on fit tout à coup revoir son fils qu'elle croyoit mort à l'armée , n'eut pas succombé aux effets de la joie inopinée qu'elle ressentit , s'il avoit été possible de lui apprendre par degrés cette heureuse nouvelle. Il falloit d'abord pleurer avec elle , établir ensuite quelques doutes sur la mort de son enfant, accroître peu à peu cette incertitude consolante , la convertir insensiblement en espérance , et après avoir ainsi préparé ses sens et ses organes , lui présenter son fils.

C'est donc une science et une science faite pour fixer l'attention des amis de l'humanité , que celle d'entretenir , de flatter , de tromper même s'il le faut l'imagination du malade pour disposer le physique à l'action la plus avantageuse des autres secours de la médecine.

Quand ces premiers devoirs ont été remplis, il est temps de passer à l'administration des moyens physiques que la maladie appelle ; l'air, les alimens, l'exercice , le sommeil et la veille , la promenade , la musique , les voyages , l'équitation , le séjour au sein des campagnes , le retour dans le pays natal après une longue absence ; tels sont les secours qui , dans la plupart des maladies chroniques , sur-tout dans celles du sexe, des enfans , des tempéramens bilieux, sont propres à achever l'ouvrage de la médecine morale qui ne doit jamais être interrompu.

Heureux l'homme qui , dans le cours d'une vie agitée par tant d'orages et sujette à tant de maux , trouve dans un Médecin philosophe, un ami, un consolateur , un frère. Heureux le Médecin philosophe qui n'entendit jamais le cri des malheureux sans en être profondément ému , qui put quelquefois négliger l'homme riche dans ses indispositions passagères, mais qui ne passa point devant la cabane du pauvre, sans le visiter, sans adoucir sa misère , et dont la seule présence , au milieu d'une famille mourante , y répand tout à coup le calme, l'espérance et la sécurité.

Mais je l'ai dit et je dois le répéter ici , la médecine préservative , préférable à celle qui guérit, ne peut être exercée utilement par l'homme de l'art, si le Législateur ne vient à son secours.

Pour régénérer un peuple dont les mœurs sont corrompues , pour lui faire récouvrer la force et la santé dont il est susceptible , il faut , si je puis

m'exprimer ainsi , retremper sa constitution physique et morale dans une législation convenable.

Dans les orages d'une grande révolution , la politique fait souvent servir les passions à son profit ;
dans un état constitué , dans une République sur-
tout , la morale doit les faire servir au profit de
l'humanité. La santé des citoyens se rattache par
une infinité de rapports à la félicité publique , sa
conservation fait une partie essentielle des devoirs
du législateur. Un bon code de lois peut être ainsi
en même temps un Traité de morale et d'hygiene ;
la médecine morale ne peut donc pas être séparée
de la Médecine physique , et toutes deux doivent
se placer à côté de la Législation , pour concourir
avec elle au maintien de l'ordre social et au bon-
heur de l'humanité.

Fin du Discours.

PLAN

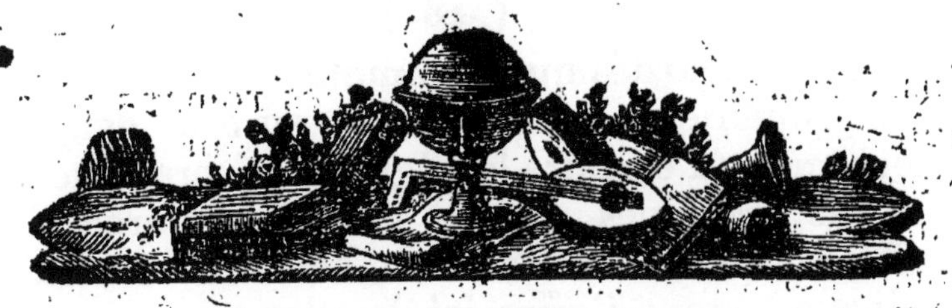

PLAN

DU

COURS DE MÉDECINE

MILITAIRE.

PRINCIPES DE L'AUTEUR.

Toutes les parties qui constituent l'Être vivant et animé, sont liées entre elles par de mutuelles correspondances, et concourent au même but; *Une seule faculté (le principe vital), les nourrit, les accroît, les régénère ; la sensibilité les anime.* Ces vérités éternelles, énoncées par le Législateur de la Médecine, devoient dans tous les temps arrêter les systématistes dès leurs premiers pas dans le champ des hypothèses, mais il n'est aucun frein pour l'imagination qui s'égare et se complaît dans les illusions qu'elle a créées. L'unité de la vie, l'indivisibilité des forces *physiques*, *vitales* et *mentales*, la simultanéité d'action de tous les organes ; tel est le triple écueil contre lequel sont venus et viendront toujours se briser les systêmes, parce que ne faisant dépendre les phénomènes de la santé et des maladies que de l'influence isolée de l'une de ces trois forces, ils sont, par cela seul, entachés d'un vice radical ; dès-lors ils ne peuvent plus être regardés que comme des romans plus ou moins ingénieux , et l'on doit surtout éviter soigneusement d'en faire la règle de sa pratique. Tels sont les principes que je me suis efforcé de ne jamais perdre de vue dans le cours de l'instruction médicale , dont j'offre ici le plan.

L'épigraphe que j'ai adoptée annonce mes intentions , ma doctrine et l'esprit qui a conduit mes recherches dans ce travail.

Liberam profiteor medicinam , nec ab antiquis sum , nec à novis ; utrosque , ubi veritatem coluht , sequor ; magni facio repetitam experientiam....

Kleinii interpres Clinicus-praefat.

Ma profession de foi en médecine est de ne me laisser entraîner par aucun esprit de parti, de ne me passionner pour aucun système ; les anciens et les modernes sont également respectables à mes yeux ; j'en adopte les opinions et la pratique, quand elles me paroissent conformes à la vérité ; je fais surtout grand cas de l'expérience et de l'observation. C'est à la clarté de ce double flambeau qu'un esprit, à la fois pénétrant et circonspect, fait de rapides progrès dans la carrière immense de l'art de guérir. C'est par une étude constante, dirigée vers ce but, que le jeune praticien peut mériter un jour l'application de cette sentence de l'un des plus grands hommes, dont l'antiquité se soit honorée : *un Médecin philosophe est un Dieu pour les mortels.*

GÉNÉRALITÉS DE MÉDECINE PRATIQUE MILITAIRE.

Histoire de la Médecine militaire.

Le cours commence par l'exposition des généralités relatives à la médecine pratique ; parmi lesquelles l'histoire de la Médecine militaire tient la première place. J'en recherche l'origine et j'en suis les progrès chez les Nations anciennes et modernes. Les Poëmes d'*Homère*, les ouvrages d'*Hérodote*, de *Xénophon*, de *Tite-Live*, de *Tacite*, la castramétation d'*Hyginus*, les institutions militaires de *Vegèce*, sont mes guides. J'examine par quelles raisons la médecine militaire curative a été tellement négligée par les anciens, qu'il n'en reste plus de traces, tandis qu'ils se sont attachés avec tant d'intérêt et de succès à la médecine militaire préservative ; je recherche ensuite par quelle fatalité, peut-être plus préjudiciable encore à l'humanité souffrante, cette médecine préservative, si belle et si utile, semble entièrement abandonnée par les gouvernemens modernes, pendant que des hôpitaux militaires s'élèvent à grands frais, se multiplient de toute part aux premiers mouvemens des armées. Je parcours les époques successives de la médecine militaire depuis le milieu du seizième siècle, où parurent les premiers travaux sur les maladies des armées, jusqu'au moment où nous vivons. Je paie à ce sujet le tribut particulier d'estime que je dois aux médecins militaires de la Grande-Bretagne, nos modèles en cette partie ; car la haîne que je porte comme citoyen à un ministère tyrannique qui pèse sur le peuple anglais, n'ôte rien à ma vénération et à ma reconnoissance pour les grands hommes qui ont habité ou habitent actuellement l'Angleterre, l'Ecosse et l'Irlande.

Hygiene Militaire.

Je présente ensuite l'analyse succinte de l'art de conserver la santé des troupes en temps de guerre et de paix ; j'indique les règles d'hygiene publique militaire relative aux climats. Je suis les héros de la liberté, les défenseurs de la République, portant avec la rapidité de la foudre leurs armes victorieuses dans la Hollande, la Belgique, l'Allemagne, l'Espagne et l'Italie. Ces détails, en présentant la topographie médicale des régions septentrionales, orientales et méridionales de la République française, servent de leçons pour les applications de l'hygiene au transport des troupes dans ces contrées, et au séjour qu'elles y peuvent faire.

Je considère ensuite les gens de guerre au sein de leurs habitations communes, dans leurs garnisons, leurs quartiers, leurs cantonnemens, à ces bivouacs que nous avons vus (ce que la postérité aura peine à croire), en permanence pendant trois ou quatre mois, à ces bivouacs où se réunissoient toutes les fatigues, toutes les misères, toutes les privations qui peuvent lasser la patience des hommes les plus affermis, et qui n'ont jamais ébranlé la constance et le courage des républicains français.

A ce tableau succède l'énumération rapide des détails relatifs à l'influence si puissante des vicissitudes dans la température de l'atmosphère, des viciations de l'air respirable, à la propreté si nécessaire aux militaires, à leurs vêtemens, leur nourriture, leurs différens services dans les postes, aux grands gardes, aux piquets, à leurs marches, leurs manœuvres, leurs exercices, à ce qui les concerne avant, pendant et après les siéges et les batailles. Je termine cet objet par quelques conseils sur le régime et la manière de vivre qui peuvent désormais convenir à ces braves soldats qui vont rentrer dans leurs foyers, épuisés par une guerre de six années, la plus fatigante dont l'histoire ait fait mention ; car qui peut douter que leur constitution physique n'ait besoin d'être entièrement réorganisée ? Cet apperçu d'hygiene est très-rapide, et ne peut suppléer aux leçons spéciales sur cette partie de la médecine militaire, qui doivent être faites par l'un des professeurs de l'école ; c'est un simple avant-propos propre à faire connoître les individus dont on va étudier l'histoire pathologique.

Institutions de Médecine pratique générale.

Ici commencent les institutions de médecine pratique ; après quelques réflexions sur la manière dont la science médicale a été étudiée jusqu'à présent, sur les divisions scholastiques présentées par les pathologistes, sur les différens systêmes qui se sont succédé depuis les intempéries de *Galien* jusqu'à la belle théorie de *Grimaud*, sur les forces *tonique* et *digestive*, j'envisage mon sujet sous le rapport de l'expérience et de l'observation, et rappelant l'institution d'une école clinique, destinée à éclairer l'art de guérir, projetée par l'illustre *Baglivi*, et depuis si heureusement exécutée par *Cullen* à Edimbourg, *Franck* en Italie, *Dehaën* et *Stoll* à Vienne, *Corvisart* à Paris ; je me suppose transporté au lit des malades, étudiant la nature avec les élèves, et notant soigneusement sa marche, ses mouvemens et ses efforts.

§. I.

Observations Pathologiques.

Les observations pathologiques, que *Baglivi* appeloit la médecine première, s'offrent d'abord à faire avec ordre, à suivre avec constance. Elles renferment tout ce qui peut être considéré sur l'état pathologique en général ; c'est le tableau de la maladie, tracé par le malade lui-même et par le médecin. Ses signes, ses symptômes, ses causes apparentes, son ensemble, doivent être scrupuleusement examinés ; il n'est point ici de détails minutieux ou superflus. Ce sont tous ces phénomènes qui, décrits avec clarté, forment ce que l'on appelle *le Dia-*

gnostic. Ce sont ces observations qui apprendront à suivre pas à pas la nature dans les différens temps de la maladie, à séparer les phénomènes qui lui appartiennent essentiellement, des épiphénomènes qui annoncent sa complication, et qui tendent à voiler son vrai caractère ; elles apprendront à distinguer, ce qui est très-important dans la pratique, la maladie déjà formée de celle qui est encore dans l'acte de sa formation ; à fixer l'idée précise que l'on doit se faire d'une affection pathologique, d'après l'état actuel des fonctions, appelées dans les écoles *fonctions vitales, animales, naturelles* ; le seul modèle que j'offre à cet égard aux élèves pour les diriger, c'est la lecture et l'étude des *Epidémiques d'Hypocrate*, tableaux si fidelles, si frappans, qu'il n'y a point de praticiens qui ne pensent avoir à leurs côtés le malade dont ils lisent l'histoire.

§. I I.

Observations sur la crudité, la coction, les crises.

CEPENDANT la maladie s'avance, et de nouvelles observations vont devenir indispensables. Le premier temps de la maladie, ce temps si énergiquement caractérisé par le célèbre *Bordeu*, sous le nom de période d'irritation, n'existe plus ; celui de la *coction* commence et sera suivi par celui de la *crise.* Il s'agit ici de recueillir toutes les observations relatives aux signes de *crudité*, de *coction* et de *crises* ; il s'agit d'apprécier l'action mutuelle de la *nature* et des *principes morbifiques*, de faire tomber le voile qui cache l'avenir, et de fonder un *prognostic*, qui serve en même temps et l'intérêt de l'humanité et la réputation du médecin. Comment se terminent les maladies aiguës dans les hôpitaux militaires ? quels sont les signes qui annoncent que les efforts de la nature vont être triomplans ? quelles applications peut-on y faire de la doctrine des anciens et des modernes sur les crises ? Dans quels cas, dans quelles maladies, sous quelles influences des saisons les crises sont-elles, plus ou moins rares, plus ou moins complètes, affectent-elles différens émonctoires ? Quels signes annoncent qu'elles doivent se faire ; qu'elles sont prêtes à se faire, qu'elles se font par telle ou telle excrétion ? Comment distinguer les crises parfaites, imparfaites, complètes, partielles, unes ou simultanées ? comment les séparer des *apostases*, des *métastases* ? Telles sont les questions dont la solution au lit des malades forme l'espèce d'observations dont j'ai en ce moment à occuper les élèves ; c'est ce qu'on appelle la science du *Pronostic*. Il faut l'avouer, l'exposition simple de ce que les anciens nous ont laissé à ce sujet, en nous rapprochant du siècle d'*Hypocrate*, est tout ce qu'on en peut dire de mieux, parce qu'ils n'ont écrit que sous la dictée de la *nature*.

Bordeu, que les sciences et l'humanité regretteront long-temps, *Bordeu*, qui ne perdra jamais la gloire d'avoir révolutionné l'art de guérir, en ramenant la médecine des systêmes à celle d'*Hypocrate*, *Bordeu* a enrichi et développé la doctrine des crises par une foule d'observations utiles sur l'histoire des *pouls critiques* ; cette doctrine doit trouver ici sa place.

§. I I I.

Observations Thérapeutiques.

La maladie est connue, son diagnostic est fixé, son pronostic même est prononcé, mais cela ne suffit pas ; il faut en délivrer l'homme souffrant, il faut le rendre à la vie, à la santé. Les observations relatives au régime et à l'administration des remèdes, sont celles qu'il s'agit maintenant de fixer. Le moyen que j'ai cru le plus propre à atteindre ce but, consiste d'abord dans l'étude et la connoissance de ce que l'on entend par remèdes généraux, des cas qui les appellent, des circonstances où ils peuvent suffire ; les saignées, les émétiques, les purgatifs, les applications aqueuses internes et externes, en boissons, lavemens, lotions, bains, fomentations, etc. ; l'opium, les vésicatoires, doivent donc être examinés dans leurs indications, leurs contre-indications générales, et leurs effets sur l'économie animale.

, J'expose ensuite la théorie des indications relatives à la nature de la maladie, à ses causes, à ses symptômes, à ses accidens, d'où naissent les indications *vitales, curatives, radicales, palliatives* ; je parle des obstacles qui s'opposent à ce que les indications soient remplies, des modifications qu'elles exigent souvent. Ce sujet me fournit l'occasion de décrire la méthode *directe* et *indirecte* de traiter les maladies, de reconnoître les circonstances où l'une ou l'autre peut être employée, et de rappeler les connoissances que la méthode indirecte exige sur tout ce qui a rapport à la matière de l'hygiene. Je passe alors aux applications, c'est-à dire, à l'établissement du régime dans les maladies traitées dans les hôpitaux militaires, j'envisage les réformes qui seroient nécessaires à cet égard, et ceci me conduit à l'examen des avantages et des inconvéniens que présente le service des hôpitaux militaires dans leur administration par *régie* ou par *entreprise*.

Des vues générales sur l'usage et l'emploi des médicamens, sur leur classification rappelée à celle des maladies, terminent cette partie des institutions. J'expose la nécessité d'être à la fois médecin, naturaliste, chymiste éclairé, pour assigner avec précision les vertus des médicamens dans les maladies ; je fais observer combien toutes les divisions reçues jusqu'à ce jour en matière médicale sont incertaines, et souvent erronées ; j'indique la méthode admise à cet égard par les médecins de l'école de Montpellier, d'appliquer au classement des substances, des forces, des moyens médicamenteux offerts à l'art de guérir, le même ordre que l'on suit dans le classement philosophique des maladies.

§. IV.

Observations cadavériques.

Il est un genre d'observations qui devient indispensable pour compléter ses connoissances en ce qui concerne la médecine pratique ; ce sont les observations cadavériques. C'est encore à *Baglivi* que l'on doit le projet de les faire entrer comme partie intégrante dans l'enseignement de l'art de guérir. C'est dans les hôpitaux militaires que tout doit être mis à profit par les élèves, oui tout, jusqu'à la mort même des citoyens, que nos efforts et nos soins n'ont pu arracher à leur fatale destinée ; mais cette étude a besoin d'une direction bien tracée, il faut des guides qui apprennent à faire un usage utile et convenable de l'inspection cadavérique, il faut y procéder avec méthode, et muni des connoissances anatomiques nécessaires, il faut apprendre à ne point confondre dans ses recherches ce qui ne seroit que l'effet de la maladie ou de la mort, avec ce qui pourroit en être regardé comme la cause. Il faut se rappeler que le cadavre ne présente souvent rien autre chose que les phénomènes qui ont précédé la mort de près, qui l'ont accompagnée, ou qui l'ont suivie immédiatement. On ne s'en laissera point imposer surtout par les transpositions, les déplacemens accidentels, les changemens d'état dans la substance ou l'organisation, ou la situation des viscères, les désordres apparens, qui n'ont souvent aucun rapport avec les affections pathologiques, dont on les regarde comme les résultats. C'est dans les ouvrages de *Vésale*, *Plater*, *Bonet*, *Baillou*, *Houlier*, *Morgagni*, *Haller*, *Lieutaud*, *Dehaën* et *Stoll*, qu'il faut prendre sur cet intéressant objet les détails que les bornes de ce Cours ne me permettent pas de développer.

§. V.

Observations météorologiques.

Les observations des phénomènes de l'atmosphère, des qualités de l'air, de l'état du ciel, du souffle des vents, de la température et des constitutions, tant annuelles que journalières, doivent être prises en grande considération. C'est à l'aide des connoissances de ce genre que le praticien présage qu'elle doit être l'année médicale, quelles maladies prédomineront, et dans quel ordre elles doivent se succéder. *Hypocrate*, *Baillou*, *Sydenham*, *Rammazini*, *Huxham*, *Grant*, les médecins de Breslau, *Clifton Wingthringam*, *Razoux*, les Journaux de Médecine civile et militaire, *Stoll* surtout ; telles sont les sources où j'ai puisé les renseignemens qui font la matière de ces observations. J'indique la manière la plus facile d'étudier les grandes variations de l'atmosphère, les instrumens dont on doit être muni pour ce genre de travail, et les précautions à prendre pour éviter les détails minutieux et conséquemment inutiles, où l'on pourroit se trouver conduit.

§. VI.

Doctrine de la Médecine agissante et d'expectation.

Il ne reste pour achever les prolégomènes de la médecine pratique, qu'à présenter les détails d'une des objets les plus importans dont la médecine puisse s'occuper. C'est la question de savoir dans quelles circonstances le médecin doit se renfermer scrupuleusement dans la médecine expectante, et dans quels cas il doit agir ; je présente à cet égard les divers sentimens qui ont partagé les praticiens, j'arrive à cette époque fameuse où l'académie de Dijon présentant cette question pour sujet d'un de ses Prix, reçut plusieurs excellens mémoires, parmi lesquels on distingua ceux de *Voullonne*, de *Planchon*, et de *Joubert*. J'examine leurs travaux, je les compare, j'adopte les principes de *Voullonne*, et je les expose en appliquant sa théorie philosophique aux divers cas de pratique qui peuvent se présenter dans les hôpitaux militaires, aux maladies aiguës ou chroniques, qui peuvent appeler l'une ou l'autre médecine.

Tel est le plan que j'ai cru devoir suivre dans l'enseignement des Généralités de la médecine pratique ; il est temps de les appliquer.

CLASSIFICATION DES MALADIES.

Maladies en particulier.

Je commence par faire remarquer que les Médecins ont dû sentir de tout temps combien il étoit difficile et d'étudier et même d'enseigner la médecine, sans autres modèles qu'une foule d'observations éparses, jetées sans ordre sur toute espèce de maladies. On en a conclu que l'on n'auroit jamais une bonne histoire des maladies, sans l'adoption d'un plan régulier quelconque qui servît à les classer. Alors les méthodes alphabétique, œtiologique, anatomique, symptomatique, ont été successivement proposées par *Burnet* et *Manget*, *Juncker* et *Boerhaave*, *Sennert* et *Riviere*, *Sauvages*, *Linnaeus*, *Sagar*, *Vogel*, *Cullen*, *Macbride*. Je les compare entr'elles, et persuadé qu'aucune d'elles ne peut seule atteindre le but que l'on s'étoit proposé, j'abandonne le projet de me livrer exclusivement à aucun de ces ordres artificiels, mais employant tour à tour celles de ces méthodes qui paroissent tracer des lignes de démarcation bien prononcées, entre les affections pathologiques, entre les maladies qui se rencontrent le plus fréquemment dans les hôpitaux militaires, je propose aux Elèves une classification des maladies en *familles* ou *ordres naturels*.

Les *familles*, en histoire naturelle, présentent des productions qui, différentes entre elles à certains égards, se ressemblent cependant assez dans le plus grand nombre de leurs parties, pour former des grouppes caractérisés et distincts.

Transportant cette idée à l'histoire des maladies, je fais reconnoître que plusieurs d'entre elles offrent un rapprochement sensible, une analogie marquée.

1°. Dans l'ensemble et la succession des phénomènes qui manifestent leur présence.

2°. Dans l'espèce d'altération, soit dans les liqueurs animales, soit dans le *solide vif*, qui paroît prédominer.

3°. Dans la constitution de la saison, qui les voit naître, s'accroître et disparoître.

4°. Dans le genre identique de traitement qui leur convient.

Si les *familles* que j'ai établies sont fortement prononcées par ce quadruple caractère, si les nuances qui les séparent, les font distinguer assez pour qu'on ne puisse que rarement courir les risques de les confondre, et d'appliquer à une famille le genre de traitement qui convient à l'autre, j'aurai facilité l'étude de la médecine-pratique militaire aux jeunes Elèves, dont une partie de l'éducation médicale m'a été confiée. Leurs talens, leurs travaux, leur assiduité au lit des malades, l'intérêt qu'ils portent à l'humanité, le soin de leur réputation et de leur propre gloire, rectifieront par la suite les erreurs qui auront pu se glisser dans ce plan , et je recevrai toujours avec plaisir et reconnoissance les observations qui me seront faites à cet égard. Qu'ils sachent sur-tout que je n'ai point eu l'intention de leur présenter un système æthiologique, en attribuant, par exemple, avec les anciens, la fièvre tierce à la bile , la fièvre quarte à la pituite. Je leur rappelle à chaque instant qu'une affection pathologique quelle qu'elle soit , ne peut exister sans que le triple système des forces *physiques*, *vitales*, *mentales*, dont l'intégrité et la simultanéité d'actions constituent la santé parfaite , ne participe à cet état de maladie ; j'ai voulu seulement faciliter leurs progrès dans l'étude de la médecine-pratique militaire, en leur offrant une classification qui les ramène sans cesse à la doctrine d'Hypocrate, à la médecine d'observation , à la clinique des maîtres de l'art, *van Swieten*, *Sydenham*, *Dehaën*, *Stoll* et *Grimaud*.

DIVISION GÉNÉRALE DES MALADIES.

Une division générale des maladies en deux grandes classes, sert de base à mes familles, *Maladies aiguës* et *Maladies chroniques*. Si je n'établissois cette démarcation que sur leur durée , comme elle l'a été jusqu'à nos jours , cette méthode seroit défectueuse dans son principe, car le temps ou la durée d'une maladie n'indique rien ni sur sa nature, ni sur son traitement ; et toute méthode qui n'a point ce double objet pour base, ne peut être avantageuse à l'Elève en médecine , mais des considérations d'une plus haute importance ont fixé ma pensée.

Maladies aiguës.

Dans les maladies aiguës , on reconnoît facilement aux signes qui les caractérisent , aux symptômes qui les accompagnent , aux effets qu'elles produisent une force trop vive, une activité considérable dans l'action du *principe morbifique*, une réaction non moins vigoureuse de la *nature*; seule elle suffit souvent pour corriger, détruire, expulser dans un court espace de temps la cause matérielle, dont la présence troubloit les fonctions de l'économie animale, ou menaçoit le principe vital d'une extinction prochaine. La bonne médecine, la médecine sage est expectante dans un grand nombre de ces maladies aiguës.

Maladies chroniques.

Dans les maladies chroniques, au contraire, signes, symptômes, effets, tout annonce une inaction presque absolue de la nature ou du moins des efforts si lents, si pénibles, si mal dirigés, qu'elle ne peut vaincre, même à l'aide d'un temps très-long, l'action lente, mais continue, du principe morbifique qui, peu à peu, consume, épuise, éteint la vie; la médecine doit être ici presque toujours agissante.

Cette grande division des maladies, fondée sur la seule considération des mouvemens de la nature, qu'il ne faut pas perdre de vue un seul instant, sert déjà à consacrer une grande vérité; c'est que sans s'attacher à la durée temporaire d'une maladie, il est telles maladies aiguës dont la nature exige le traitement actif qui appartient aux maladies chroniques; telles sont celles qui sont signalées par la prostration des forces, tandis que certaines maladies chroniques appellent à leur tour la méthode douce et expectante qui convient en général aux maladies aiguës.

Cette première division établie, j'entre dans les détails relatifs à chacune de ces deux grandes classes, et je forme le tableau des familles nosologiques dans l'ordre qui suit.

Je partage les maladies, tant aiguës que chroniques, qu'offre la clinique journalière dans les hôpitaux militaires, en quinze familles assez distinctes, mais qui se rapprochent souvent pour former les maladies composées ou compliquées.

CLASSES	FAMILLES	
MALADIES AIGUES.	Des Maladies aiguës.	1. CATHARRALES. 2. INFLAMMATOIRES. 3. BILLIEUSES. 4. SANGUINES. 5. SABURRALES. 6. NERVEUSES. 7. VÉNÉNEUSES.
	Des Maladies mixtes.	8. PÉRIODIQUES.
MALADIES CHRONIQUES.	Des Maladies chroniques.	9. D'OBSTRUCTIONS. 10. GASTRIQUES. 11. SÉREUSES. 12. PURULENTES. 13. VIRULENTES. 14. CUTANÉES. 15. NERVEUSES.

PREMIÈRE FAMILLE.

Maladies aiguës catharrales.

JE commence par elles, parce que le Cours de Médecine pratique militaire s'ouvrant en vendémiaire, les hôpitaux offrent la facilité de reconnoître et d'étudier ces maladies, qui appartiennent à l'automne. J'établis d'abord le tempérament qui y dispose, la diathèse qui les prépare, la saison qui les voit naître et les entretient, les terminaisons qui leurs sont propres, le genre de traitement qui leur convient. Parmi les maladies catharrales viennent se placer toutes les indispositions, qui sont vulgairement appelées *fluxions*, c'est-à-dire, les divers engorgemens douloureux, plus ou moins inflammatoires, qui se forment aux parties internes et externes de la tête. Le coriza, l'odontalgie, l'otalgie, l'engorgement des glandes de la bouche et du col ; l'ophtalmie, l'angine, la fièvre catharrale, le catharre convulsif, ou coqueluche, le catharre épidémique, la toux stomachale, le catharre suffocant, le catharre péripneumonique, ou fausse péripneumonie, les diverses douleurs catharrales aiguës, le catharre intestinal, ou la dyssenterie simple, la fièvre pituiteuse, ou fièvre nerveuse d'*Huxham*.

I Ime. FAMILLE.

Maladies aiguës inflammatoires.

Cette grande famille comprend la fièvre inflammatoire, toutes les inflammations locales, soit viscérales, soit articulaires, soit cutanées ; la céphalalgie, la phrénésie, l'ophtalmie, l'esquinancie, la fluxion de poitrine qui renferme la pleurésie, la péripneumonie, la pleuropéripneumonie des auteurs, le gastritis, l'entéritis, l'hépatitis, le splénitis, le néphritis, le cystis, le rhumatisme aigu, la petite vérole, la rougeole, la fièvre érysipélateuse, la fièvre miliaire. Je fais précéder les détails relatifs à chacune de ces maladies, de considérations générales sur la théorie des maladies inflammatoires, maladies du système artériel, maladies sthéniques de *Brown*, et sur la méthode curative générale qui leur convient.

III Ime. FAMILLE.

Maladies aiguës bilieuses.

Après avoir présenté l'histoire des maladies bilieuses en général, et la théorie de cette espèce de dégénérescence

dégénérescence des humeurs animales, soit dans les premières voies, soit dans le torrent de la circulation, je trace le tableau et le traitement de la *fièvre bilieuse* à laquelle se rapporte un grand nombre de fièvres décrites sous différens noms dans les auteurs. Dans la dépendance de la *fièvre bilieuse*, se trouvent la fièvre putride, le typhus de *Cullen*, la fièvre putride maligne de quelques auteurs. Je rapproche ici les concordances sur cette maladie si commune dans les armées, dans les hôpitaux militaires, afin que les élèves ne puissent pas être trompés lorsqu'ils lisent *Pringle*, *Monro*, *Sidenham*, *Grant*, *Huxham*, *Stoll*, *Quarin*, qui leur ont assigné des dénominations diverses.

Plusieurs maladies aiguës locales dépendent de la diathèse bilieuse ; telles sont la céphalalgie, la phrénésie, l'angine, la pleurésie, la péripneumonie, la pleuropéripneumonie, la dyssenterie, bilieuses, putrides, épidémiques, des hôpitaux, des armées, des prisons ; les vomissemens bilieux, les hémoptysies, les coliques, les diarrhées bilieuses, la colique hépatique, le cholera morbus, &c.

J'expose la doctrine de *Stoll* et de *Reil* sur la *polycholie*, ou pléthore bilieuse ; j'examine les opinions de quelques pathologistes sur la fièvre bilieuse qu'ils appellent des *premières voies*, ou *gastrique*, ou *mésentérique*, et sur celle qu'ils nomment *fièvre veineuse*, ou *des secondes voies*, ou *fièvre bilieuse générale*, ou *Causus*, *fièvre ardente*. J'en présente l'histoire et le traitement le plus universellement adopté.

I Vme. FAMILLE.

Maladies aiguës sanguines.

J'établis ici les principes relatifs à ce que l'on entend par pléthore sanguine, les différences essentielles qui séparent à cet égard les hémorragies actives des hémorragies passives, la pléthore artérielle de la pléthore veineuse. J'expose les doctrines si intéressantes de *Stoll* et de *Cullen* sur ce point important de la science médicale ; j'entre ensuite dans tous les détails relatifs aux généralités des affections aiguës de ce genre, et j'applique les principes à l'histoire et au traitement des maladies de cette famille, telles que l'hémorragie nazale, l'hémoptysie, le vomissement de sang, l'hématurie, le le flux hémorroïdal. Il faudroit peut-être ajouter à cette famille un grand nombre d'autres affections pathologiques qui lui appartiennent, l'éphémère pléthorique, le carus spontané, l'apoplexie sanguine, la néphralgie hémorroïdale, &c. Mais ces maladies n'étant pas communes dans les hôpitaux militaires, je m'abstiens de les traiter, avec d'autant plus de raison, que les caractères généraux par lesquels je signalerai cette famille, serviront et à classer et à traiter toutes les maladies de ce genre qui ne pourroient trouver ici une place spéciale.

Observations sur les familles précédentes.

Les observations dont je dois faire ici mention, sont relatives aux complications des maladies aiguës des trois premières familles, aux diverses manières dont elles peuvent se mêler, se composer, former des genres mixtes qui appellent alors des indications multipliées, et une méthode curative appropriée à ces modifications. C'est ainsi que le génie inflammatoire, ou catharral, ou bilieux, peut prédominer et constituer les fièvres inflammatoires catharrales, ou bilieuses inflammatoires, ou catharrales bilieuses. C'est l'art de distinguer, de traiter ces complications, qui signale les talens, l'expérience et la sagacité du Médecin observateur.

Vme. FAMILLE.

Maladies aiguës saburrales.

J'expose la doctrine la plus généralement adoptée sur cette matière ; j'entre dans les détails propres à faire concevoir quelle idée précise on doit se faire de ces mots *saburre*, *crudités*, si répandus dans les écrits des praticiens, et si diversement interprétés. Je présente ensuite les maladies de cette famille, la fièvre *stercorale* ou *gastrique* simple, le vomisse-ment saburral, l'indigestion, la colique saburrale, la passion iliaque, la diarrhée saburrale aiguë, les affections flatueuses aiguës, la tympanite, &c.

Observations sur les cinq familles précédentes.

Ces observations sont relatives à la division des maladies aiguës, par les anciens, en *maladies avec matière*, et *maladies sans matière*. J'expose à cet égard leurs opinions ; je les rapproche de celles que les modernes ont présentées sur le même objet, et notamment de celle de *Grimaud* sur les maladies des *forces toniques*, et les maladies des *forces diges-tives*. J'examine jusqu'à quel point on peut étendre la doctrine des maladies humorales et celle des ma-ladies nerveuses, sans tomber dans le systême des *hu-moristes*, ou des *solidistes* ; je m'attache à faire re-marquer combien cette doctrine peut influer sur la pratique de la médecine, et je prouve que ces obser-vations ont dû être placées ici pour marquer le passage des *maladies humorales* aux *maladies nerveuses*.

V I^me FAMILLE.

Maladies aiguës nerveuses.

Après avoir présenté les principes qu'il convient d'établir pour se faire, d'après l'expérience et l'observation, une idée précise et claire de ce que l'on doit entendre par maladies nerveuses ; après avoir exposé les théories modernes sur la doctrine du spasme par *Cullen*, sur les maladies provenant du spasme, ou de l'atonie, ou les maladies mixtes par *Grimaud*, j'entre dans le détail qui concerne les maladies de cette famille en particulier, l'apoplexie, les affections soporeuses aiguës, la syncope, la lypothymie, le tetanos, les convulsions, la palpitation du cœur, la rage et l'hydrophobie, les douleurs vagues aiguës.

V I I^{me}. F A M I L L E.

Maladies aiguës vénéneuses.

J'assigne ici les motifs qui m'ont déterminé à faire une famille particulière des maladies aiguës causées par l'action des poisons minéraux, végétaux ou animaux sur l'économie animale. Comme c'est autant sur la nature des substances vénéneuses introduites, que sur celle des accidens, que doit s'établir le traitement, je ne les présente ici que comme des effets qui ne manquent pas de suivre l'action de tel ou tel poison. Il faut donc examiner ces poisons dans l'histoire naturelle de leur substance, dans leur analyse, dans leur action sur l'être vivant et animé, et appliquer à chacune des maladies vénéneuses la méthode curative que l'expérience et l'observation ont consacrée.

V I I I^{me}. F A M I L L E.

Maladies périodiques.

J'établis ici la transition naturelle des *maladies aiguës* aux *maladies chroniques* ; je vois cette famille formée par un groupe de maladies dont les caractères distinctifs sont fortement prononcés, tandis que leur durée incertaine n'a que des rapports éloignés avec ces caractères. Cette famille appartient également aux maladies aiguës et aux chroniques, cependant je fais observer comment elle s'approche plus de ces dernières, en raison de l'action de la nature beaucoup moins vive, et du besoin qu'elle a le plus souvent d'être excitée. J'examine comment les affections de cette famille paroissent aussi tenir une place intermédiaire entre les *maladies humorales* et les *maladies nerveuses*, en participant plus ou moins de l'*altération humorale* et du vice du *solide vif*; telles sont les fièvres intermittentes, et toutes les maladies signalées par un retour régulier et périodique de leurs mouvemens. Leur nomenclature est inutile, car elles peuvent se montrer sous le symptôme d'une affection pathologique quelconque; c'est leur périodicité fébrile ou non fébrile qui les place ici.

MALADIES CHRONIQUES.

Observations sur les maladies chroniques en général.

J'examine ici les opinions des anciens et des modernes sur la division des maladies en aiguës et chroniques; j'expose celles de *Bordeu*, de *Fouquet*, de *Voullonne* et de *Balme*, qui ont fixé les idées à cet égard. Je présente la théorie générale des maladies chroniques; je traite la question de savoir si elles sont sujettes à des crises, et quels sont les pouvoirs mutuels de la nature et de l'art dans ce genre d'affections morbifiques. J'entre ensuite dans les détails relatifs à la méthode curative générale qu'elles appellent; je termine ces observations par l'examen de la nécessité de réformer la matière médicale, et d'établir une classification des médicamens, qui soit en rapport avec la division des maladies. J'invite les élèves à se pénétrer de la doctrine actuelle des écoles de Montpellier, doctrine qui considérant les maladies *humorales* sous le rapport des diathèses inflammatoire, bilieuse et pituiteuse, et les maladies *nerveuses* sous le rapport des maladies de *spasme*, d'*atonie*, ou de l'*excès de sensibilité*, applique à ces principes simples la matière médicale, en la classifiant sur les mêmes bases, et réduisant les médicamens à ceux dont les effets sont constans et assurés par l'expérience et l'observation.

I Xme. FAMILLE.

Maladies chroniques gastriques.

Je comprends dans cette famille toutes les maladies dans lesquelles la lésion des fonctions du système des digestions paroît être l'accident prédominant, bien qu'elles se présentent rarement sous la forme de maladies simples. J'observe combien il est important de fixer ici son attention sur les signes, et la succession ou l'ensemble des phénomènes qui peuvent présenter pour cause matérielle de la maladie une matière saburrale, produit d'alimens mal digérés, ou une dégénération muqueuse, ou une dégénération bilieuse, ou enfin soit le spasme, soit l'atonie de la fibre, parce que dans tous ces cas la méthode curative prend une différente direction. Les maladies de cette famille, les plus fréquentes dans les hôpitaux militaires, sont les mauvaises digestions, la boulymie, l'apepsie, la bradypepsie, le flux lientérique, le flux cœliaque, le flux hépatique, les diarrhées chroniques, la maladie noire, l'excrétion habituelle et morbifique d'une humeur pituiteuse, les affections vermineuses, flatueuses chroniques.

Xme FAMILLE.

Maladies chroniques emphractiques, ou Obstructions.

La théorie des obstructions est ici examinée d'après la doctrine des anciens, celle de *Boerhaave*, celle des écoles de Montpellier. Je fais observer combien il est important de réduire toutes ces théories savantes à quelques principes fondamentaux et clairs, desquels puisse découler une règle de conduite propre à guider le jeune praticien dans le traitement de ces maladies si communes dans les hôpitaux militaires.

Les maladies qui forment cette famille, sont toutes celles qui peuvent avoir pour cause des obstructions plus ou moins avancées, soit dans le parenchyme des viscères, soit dans le systême glanduleux, soit dans les conduits naturels par des *concrétions animales*, dont j'examine ici la formation et les progrés. Les squirres internes et l'ictère font partie de cette famille.

X I^{me}. FAMILLE.

Maladies chroniques séreuses.

Après avoir exposé la théorie des maladies séreuses, et la manière dont se forment les collections séreuses en général, le caractère de l'humeur qui les constitue, les dangers qu'elles entraînent, la méthode curative générale qui doit s'appliquer au systême en ces circonstances, je présente l'histoire et le traitement des maladies de cette famille, telles que l'anasarque, l'ascite, l'hydropisie de poitrine, l'hydrocèle, les infiltrations œdemateuses des extrémités, le diabète, les sueurs excessives.

XIIme. FAMILLE.

Maladies chroniques purulentes.

J'expose ici la théorie des suppurations internes, les signes qui les caractérisent en général, et le traitement qui leur convient. Au nombre de ces maladies, sont les phtysies pulmonaire, rénale, hépatique, &c. les dépôts renfermés dans les substances des organes, l'épanchement du pus dans les cavités, la vomique, l'empyème.

Observations sur les quatre familles précédentes.

Je fais remarquer aux élèves que les maladies de la neuvième, dixième, onzième et douzième familles succèdent souvent aux maladies aiguës mal connues, mal jugées, indiscrettement traitées. Je fais observer qu'elles se succèdent assez souvent dans l'ordre qui suit : les digestions commencent par se déranger, la diathèse muqueuse ou bilieuse prédomine , et le solide vif s'affoiblit en même temps ; voilà la neuvième famille. Les affections passent bientôt à la dixième, c'est-à-dire, que les obstructions se prononcent dans les organes, ainsi que les squirrosités qui les terminent ; ces affections prolongées se terminent par les maladies de la onzième famille, les maladies séreuses qui ferment la scène de la vie, celles de la douzième famille, ou les suppurations internes étant plus ordinairement la terminaison malheureuse des maladies inflammatoires simples ou mixtes. Les maladies de ces quatre familles, ainsi que celles de la suivante, sont connues sous le nom générique de *cachexies.*

XIIIme FAMILLE.

Maladies chroniques virulentes.

J'observe que pour se faire une idée nette des maladies de cette famille, il est nécessaire de la partager en deux sections, celle des maladies *arthritiques* et celle des maladies virulentes proprement dites. Relativement aux maladies arthritiques encore si peu connues, et que l'empyrisme seul paroît avoir traitées, j'expose les opinions le plus généralement reçues. Dépendent-elles d'une altération humorale ? Tiennent - elles à un vice particulier des solides ? Est-ce une affection mixte ? Comment se fait-il que l'économie animale jouisse, dans les intervalles des paroxismes de ces maladies, d'une santé parfaite, au moins lorsqu'elles ne sont pas invétérées ? Quelle différence existe-t-il entre l'affection goutteuse et l'affection rhumatismale, et dans leur nature, et dans les phénomènes qui manifestent leur présence, et dans le traitement qui leur convient ? Quelle analogie rapproche les maladies catharrales des rhumatismales ? Pourquoi ces deux genres de maladies sont-ils si fréquens dans les hôpitaux militaires ? A-t-on assez étudié ces maladies dans leur rapport avec l'état de la transpiration pulmonaire ou cutanée ? Telles sont les questions qu'il paroît nécessaire de traiter pour connoître les affections rhumatismales.

Quant aux maladies *virulentes* proprement dites, j'examine les analogies par lesquelles elles se rapprochent des maladies de la famille suivante, ou maladies chroniques cutanées, dont elles ne diffèrent peut-être que par le siége. J'observe ensuite si toutes les maladies *virulentes* ne pourroient pas être regardées comme affections du système lymphatique, ou dégénérations muqueuses ; si cette opinion ne seroit pas plus conforme aux lois de la nature, que celle qui les attribue à la nature d'un virus spécifique, à une altération spéciale qui en constitue ce que les anciens appeloient maladies *sui generis*. J'applique ces principes aux affections *rachitiques*, *scrophuleuses*, *vénériennes*, qui cèdent en général au même traitement, les bains, les mercuriaux, les antimoniaux, les toniques, les diaphorétiques, les sudorifiques.

Mon sujet me conduit à l'histoire et au traitement des affections *cancéreuses* dont le caractère et la nature, ainsi que le traitement, sont encore moins déterminés.

Je termine l'histoire des maladies de cette famille par celle des *affections scorbutiques*, maladie si commune dans les hôpitaux militaires. Je présente les opinions des praticiens. Sont-elles dues à une altération, à une décomposition lente dans les principes du sang? N'est-ce autre chose qu'un relâchement des solides, dont les effets entraînent la dépravation des humeurs animales? Quel degré de confiance peut-on avoir dans des observateurs qui, faisant des expériences sur l'état du sang dans cette maladie, l'ont trouvé, les uns dans une *dissolution* très-avancée, les autres dans une *coagulation* très-marquée? Par quelles raisons et dans quelles circonstances les *affections scorbutiques* appellent-elles des moyens contraires, tels que les fondans doux et les fondans actifs, les acides végétaux et ies alkalis végétaux? Faut-il, avec Grimaud, diviser l'*affection scorbutique* en *muqueuse* et *bilieuse*, formant ainsi ce que les auteurs appellent le scorbut *froid* ou *chaud*, et exigeant en conséquence une méthode curative différente? Toutes ces questions sont de la plus grande importance dans les maladies de cette famille; les observations et l'expérience ne sont peut-être pas encore assez avancées pour les résoudre.

Ce sont les maladies des neuvième, dixième, onziéme, douzième et treizième familles auxquelles les pathologistes ont donné le nom général de *cachexies*, parmi lesquelles il faut compter aussi les affections dont l'effet est de produire le *desséchement* de la machine ; telles sont les diverses *étysies*, *atrophies*, &c.

XIVme. FAMILLE.

Maladies chroniques cutanées.

Après quelques détails sur la théorie de ces maladies considérées en général, j'examine à quel système de l'économie animale elles paroissent spécialement appartenir ; je les examine sous le double rapport de leurs symptômes, et de la méthode curative qui leur convient. J'applique cette doctrine générale à l'histoire et au traitement de ces maladies en particulier, la gale, la teigne, l'érysipèle, les autres vices de la peau, les maladies pédiculaires.

XVme. ET DERNIÈRE FAMILLE.

Maladies chroniques nerveuses.

La théorie des maladies nerveuses ayant été exposée dans l'histoire de la sixième famille, je passe à la description et au traitement des maladies de la quinzième qui comprend la paralysie, l'épilepsie, l'asthme, la mélancolie, la nostalgie, &c.

RÉSUMÉ.

Telle est la classification que j'ai cru devoir adopter pour faciliter l'étude de la médecine pratique aux élèves. Je suis, je le repète, bien éloigné de penser qu'elle n'ait pas des défectuosités, mais on me saura gré de mon zèle, en censurant mon travail. Je dois au célèbre *Sauvages* cette idée d'un classement œthiologique, mais son plan n'a du reste aucun rapport avec le mien. Mon dessein a été de faire marcher

toujours de front dans la division des familles, l'idée
de la cause matérielle de la maladie, et celle du traitement qu'appelle cette cause, et de ramener ainsi,
sans blesser aucune opinion reçue, la médecine de
systême à la *médecine hypocratique*.

CLINIQUE.

A cette étude méthodique de la médecine pratique,
il est indispensable de joindre celle de la *clinique*,
sans laquelle les écoles actuelles se trouveroient enta-
chées du vice que l'on a justement reproché aux anciennes. C'est la *clinique* qui, appliquant l'exemple
au précepte, et vérifiant au lit du malade les leçons
du professeur, accoutume les élèves à ce coup d'œil,
cette habitude, ce jugement, ce tact médical du
praticien, qui ne s'enseigne point, et qui ne sauroit
être remplacé par le travail du cabinet.

A cet effet, aussitôt que les leçons sur la médecine
pratique générale sont achevées, et que l'étude des
maladies particulières est commencée, j'invite les
élèves à se rendre, autant que leur service le leur
permet, dans ma salle, à l'heure de ma visite; je leur
fais observer les symptômes des maladies particulières dont ils ont déjà étudié la théorie; je leur rends
compte des modifications dans le traitement général
que peut exiger ou l'ydiosyncrasie du malade, ou
la complication de la maladie, et comme la répé-
tition des leçons seroit ici impossible, je me sers
d'une méthode analytique, semblable aux *processus
integri* de *Sydenham*, ou à l'abrégé de *Wan-Swieten*
sur les maladies des armées.

Les jours de mes leçons, c'est-à-dire, les 2 et 6 de
chaque décade, je passe avec les élèves dans ma
salle, immédiatement après la leçon; là, j'en interroge un ou deux sur deux maladies particulières;
mais afin que cette leçon clinique présente les fruits
que les élèves en doivent attendre, je les astreins à

se servir tous de la même méthode dans l'examen de la maladie, et à cet effet je la joins ici.

Examen analytique d'une maladie.

Le rapprochement des effets et des causes établit le *diagnostic*, le *pronostic* et le *traitement*. Ainsi, l'élève interrogé doit toujours répondre dans l'ordre qui suit :

1°. Il parle des causes prédisposantes, occasionnelles, de la cause matérielle.

2°. Il examine les symptômes dans l'ordre des leçons physiologiques qu'il a reçues, aiusi :

Dans les fonctions de la *circulation* et de la *respiration* ; il considère le pouls grand, petit, fort, foible, dur, mol, égal, inégal, développé, serré, vibratile, convulsif, fréquent, rare, vîte, lent, redoublé, ondulant, intermittent, supérieur, inférieur ; il considère la respiration grande, petite, fréquente, rare, égale, inégale, facile, laborieuse, élevée, luctueuse, stertoreuse ; il observe l'état de la chaleur animale, les diverses toux, les douleurs à l'extérieur ou dans l'intérieur de la poitrine.

Dans les fonctions de l'*irritabilité* et de la *sensibilité*, l'élève remarque :

L'état du principe intellectuel, la foiblesse, la violence, l'irrégularité de son action, le délire furieux ou tranquille, l'hébêtement, l'oubli, l'incohérence des idées, les affections comateuses, la fureur, l'abattement, le découragement, le désespoir.

L'état des sensations internes, le sommeil, la veille, l'insomnie, les rêves sinistres, les terreurs nocturnes, le réveil en sursaut ; l'état des sensations externes, la perte ou la dépravation du goût, de la vue, du toucher, de l'ouie.

L'état des organes du mouvement, c'est-à-dire, leur force, leur foiblesse, leur irrégularité ; les lassitudes, l'impossibilité de rester debout ou assis, l'abandon du corps, la langueur des yeux, le changement subit des traits, le tremblement, les convulsions, les spasmes des mains, des paupières, des yeux, de la machoire inférieure.

Dans les fonctions de la *digestion*, des *sécrétions* et des *excrétions*, l'élève observe :

L'état du systême gastrique, l'anorexie, les nausées, le vomissement, le dégoût pour certaines nourritures, l'appétence pour d'autres, la soif, &c.

L'état des excrétions, l'odeur de l'haleine et des sueurs, l'odeur, la couleur, la consistance des déjections alvines, des urines et des sueurs, les exanthèmes, les pétéchies.

3º. Il examine l'habitude extérieure, les yeux, les oreilles, les narines, les tempes, les dents, les lèvres, la langue, la gorge, le bas-ventre, les régions épigastrique et hypocondriaque, l'état de l'organe cutané sous tous ses rapports.

Il fixe, d'après ces observations, le diagnostic de la maladie, et annonce quelle peut en être la terminaison, en établissant sur ces mêmes observations son état actuel, les crises qui se préparent, ou s'opèrent, les voies que la nature semble affecter pour les excrétions critiques, en se rappelant toujours qu'il ne doit pas proférer un seul mot qui tende à effrayer le malade déjà inquiet de cette espèce d'exploration.

Il passe à la proposition du traitement de la maladie, en se souvenant des quatre indications qui se présentent à remplir, savoir :

L'*indication vitale* tendant à la conservation du principe de la vie, et appelant un régime de vie analeptique, cordial, et des médicamens toniques ou stimulans.

L'*indication des causes occasionnelles* appelant tous les moyens qui peuvent être employés pour déruire les accidens produits par l'action des causes, formant ce que l'on appelle la *matière de l'hygiène*, et qu'il doit avoir toujours présentes à l'esprit.

L'indication des causes soit *prédisposantes*, soit *matérielles*, qui appellent les moyens propres à corriger la diathèse inflammatoire, muqueuse, ou bilieuse, ou laffection du solide vif.

L'indication symptômatique appelant les secours propres à calmer les douleurs, à modérer les exerétions.

Tel est le plan sur lequel l'élève doit rendre compte de ses progrès dans l'étude de la science médicale.

Enfin, dans les trois derniers mois du cours, je confie à ceux des élèves, de l'assiduité, des talens et du zèle desquels j'ai lieu d'être satisfait, une maladie à traiter. Ils la suivent chaque jour à l'heure de ma visite, me font part, ainsi qu'à leurs collaborateurs, de leurs observations, et du traitement qu'ils jugent convenable. Je suis, ou modifie, ou réforme leur conduite médicale, conformément aux circonstances. Ils portent chaque jour sur un tableau nosologique, à peu près semblable aux cahiers de visite, les observations qu'ils ont faites, les médicamens qu'ils ont prescrits, les effets qui les ont suivis. Ces tableaux, rédigés par les élèves depuis le moment où le malade est entré à l'hôpital, jusqu'à celui où il en sort, restent déposés aux archives de l'école, monumens de l'assiduité, des talens et du zèle des élèves qui les auront fournis.

Cette année formant la seconde de l'instruction triennale, je ferai ensorte d'achever le cours de médecine pratique militaire dans les deux années qui restent; mais à commencer du 1er. vendémiaire an VIII, le cours entier durera trois ans, afin que les élèves qui, conformément au règlement sur l'enseignement dans les hôpitaux militaires d'instrnction, n'y peuvent passer que trois années, puissent y recevoir une instruction suffisante pour servir dignement l'humanité et la république.

N. B. L'ouvrage annoncé par le plan, pourra paroître dans le cours de l'an VII, si les circonstances favorisent le zèle de l'auteur, et l'affection vive qu'il a vouée à ses élèves ; il a lieu de tout espérer, à cet égard, de l'action tutélaire du gouvernement. Les premiers magistrats d'un peuple libre mettront toujours au rang de leurs devoirs les plus sacrés la restauration de l'instruction publique, lorsque surtout elle a pour objet le soulagement de l'humanité souffrante, et la conservation des héros qui ont scellé de leur sang l'établissement et la gloire de la République française.

F I N.